LE SCULPTEUR

JEAN-BAPTISTE LEMOYNE

ET

L'ACADÉMIE DE ROUEN

ESQUISSE BIOGRAPHIQUE ET RECHERCHES SUR LES OEUVRES
DE CET ARTISTE

PAR

GASTON LE BRETON

DIRECTEUR DU MUSÉE CÉRAMIQUE DE ROUEN
MEMBRE CORRESPONDANT DU COMITÉ DES TRAVAUX HISTORIQUES
ET DE LA SOCIÉTÉ DES ANTIQUAIRES DE FRANCE, ETC., ETC.

PARIS

TYPOGRAPHIE DE E. PLON ET Cie
RUE GARANCIÈRE, 8

—

1882

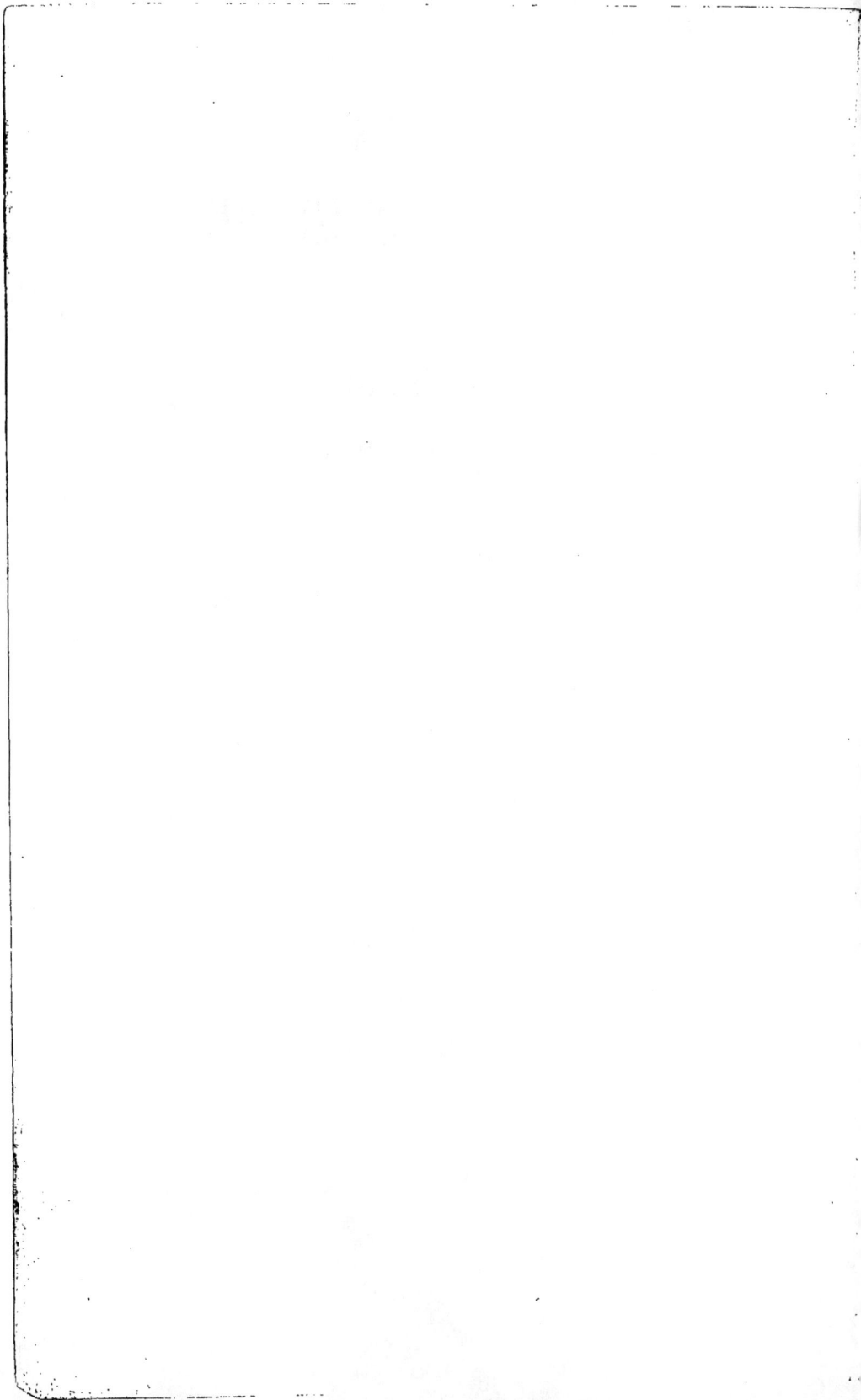

LE SCULPTEUR

JEAN-BAPTISTE LEMOYNE

ET

L'ACADÉMIE DE ROUEN

Ce mémoire a été lu à la réunion des Sociétés savantes et des Beaux-Arts des départements à la Sorbonne, dans la séance du 22 avril 1881.

LE SCULPTEUR

JEAN-BAPTISTE LEMOYNE

ET

L'ACADÉMIE DE ROUEN

ESQUISSE BIOGRAPHIQUE ET RECHERCHES SUR LES OEUVRES
DE CET ARTISTE

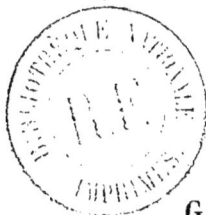

PAR

GASTON LE BRETON

DIRECTEUR DU MUSÉE CÉRAMIQUE DE ROUEN
MEMBRE CORRESPONDANT DU COMITÉ DES TRAVAUX HISTORIQUES
ET DE LA SOCIÉTÉ DES ANTIQUAIRES DE FRANCE, ETC., ETC.

PARIS

TYPOGRAPHIE DE E. PLON et Cie

RUE GARANCIÈRE, 8

—

1882

LE SCULPTEUR

JEAN-BAPTISTE LEMOYNE

ET

L'ACADÉMIE DE ROUEN

S'il s'agissait aujourd'hui pour un sculpteur parisien d'expédier ses œuvres à Bordeaux, le chemin le plus court ne serait certes pas de leur faire traverser Rouen.

Ce fut cependant ce qui advint en 1743, lorsque Jean-Baptiste Lemoyne accompagna sa statue de Louis XV de Paris à Bordeaux. On conçoit du reste qu'avec les difficultés de transport qui existaient à cette époque, cette voie était la plus sûre et la seule possible.

La statue fut donc « apportée de Paris par bateau sur une gabare du roi, dont on avait scié le pont pour la recevoir [1] ». Ces détails nous sont fournis par un des collègues de Jean-Baptiste Lemoyne [2] à l'Académie de Rouen.

Celle-ci ne manqua pas en effet de s'associer l'artiste lors de son passage dans cette ville ; l'éloge de Lemoyne [3], lu en séance publique par son auteur, M. Haillet de Couronne [4], le 5 août 1778, nous apprend qu'il fut reçu officiellement membre de l'Académie de Rouen le 22 mars 1748.

Nous avons relevé dans cet éloge les quelques passages inédits qu'il renfermait, et nous avons cherché à esquisser une étude de Lemoyne, en signalant la plupart des documents qui existent sur ce sculpteur éminent.

[1] La statue fut placée à Rouen sur le vaisseau *la Grive*, pour être transportée à Bordeaux.
[2] Il faisait également partie des Académies de Toulouse et de Dijon.
[3] Cet éloge manuscrit se trouve conservé dans les archives de l'Académie des Sciences, Belles-Lettres et Arts de Rouen. Il en a été publié une analyse très-sommaire dans le *Précis* de cette Académie, t. IV, 1771 à 1780, p. 304, année 1819.
[4] Né à Rouen le 14 avril 1728, décédé dans la même ville le 29 juin 1810. M. Haillet de Couronne était secrétaire pour les lettres de l'Académie de Rouen.

Jean-Baptiste Lemoyne naquit à Paris le 19 février 1704.

Il appartenait à une famille d'artistes, dont le chef, Jean Lemoyne, se distingua comme ornemaniste dans la décoration de la galerie d'Apollon et au palais des Tuileries [1].

Le 22 février 1681, celui-ci avait obtenu le titre de décorateur de l'Académie; il en fit partie le 2 novembre 1686.

Quelques-unes des suites de ses compositions ont été gravées par lui; la première de ces suites fut éditée par Bérain; elle porte la date de 1676 [2].

Jean Lemoyne eut deux fils, tous deux sculpteurs et membres de l'Académie royale de Paris.

L'aîné, Jean-Louis [3], élève de Coyzevox, fut le père de Jean-Baptiste.

Il avait épousé la fille du peintre Monnoyer, qui peignait elle-même le paysage.

Jean-Baptiste puisa dans l'atelier de son père ses premières leçons de sculpture [4]. Il entra ensuite chez Robert le Lorrain [5].

La notice de l'Académie de Rouen nous dit, en parlant des études assidues du jeune Lemoyne, qu'il passait une partie de ses nuits à travailler. « On découvrit en effet que, pour tromper la vigilance de ses surveillants, il avait modelé un vase de terre dans lequel il cachait sa lumière. »

Ses veilles furent récompensées, car après avoir remporté plusieurs médailles, le grand prix de sculpture lui fut décerné en 1728 pour son groupe de *Pyrrhus immolant Polyxène sur le tombeau d'Achille*.

Lemoyne père, ne pouvant consentir à se séparer de son fils, obtint du duc d'Antin la faveur de le conserver à Paris [6].

---

[1] Il fut, avec Jean Lepautre, Bérain et Daniel Marot, l'un des ornemanistes les plus élégants de son époque.

[2] Il a été le collaborateur de Bérain dans son travail sur la *Galerie d'Apollon.*

[3] Né à Paris en 1665, décédé dans la même ville le 5 mai 1755, âgé de quatre-vingt-dix ans.

[4] Les deux peintres Largillière et De Troy l'aidèrent également de leurs conseils.

[5] Voir à ce sujet la lettre écrite par J. B. Lemoyne en réponse à la demande de renseignements qui lui avait été adressée sur ce sculpteur par l'abbé le Lorrain, son fils. *Mémoires inédits sur la vie et les ouvrages des membres de l'Académie royale de peinture et de sculpture*, p. 228, t. II, Paris, 1854.

[6] « Jean-Baptiste resta à Paris pour fournir des secours à son père, qui perdait

Jean-Baptiste fut alors, avec son oncle qui portait les mêmes prénoms que lui [1], chargé de la composition du *Baptême* du Christ, pour le maître-autel de Saint-Jean en Grève. « La figure du précurseur était à peine avancée, nous dit d'Argenville, que cet oncle mourut; le neveu la termina et fit celle du Sauveur en entier. La tête de Notre-Seigneur fut faite d'après celle de Chassé, mort en 1786, acteur de l'Opéra, également distingué par la beauté de sa voix et la noblesse de sa figure [2]. » Ce groupe du *Baptême* fut porté pendant la Révolution au *Musée des Monuments français,* et donné ensuite à l'église Saint-Roch, où il se trouve aujourd'hui dans la chapelle des fonts baptismaux [3].

Des sculptures en marbre pour la chapelle de la Vierge à Saint-Sauveur furent exécutées par Jean-Baptiste Lemoyne vers le même temps que son groupe du *Baptême.* On a reproché à l'artiste d'avoir colorié les figures de ces sculptures. Voici ce que nous lisons à ce sujet dans la notice de l'Académie de Rouen : « Il avait ouï dire que le Bernin, par le mélange des marbres, était parvenu à donner à la sculpture l'effet du tableau. Faute d'avoir parcouru cette Italie, faute d'avoir connu les ouvrages de ce célèbre Bernin, il imagina que des figures de relief peintes en couleur de chair, et dont les draperies seraient également rehaussées, feraient une illusion aussi agréable que complète. L'essai n'eut aucun succès, et cet événement cependant ne put le convaincre; car on l'a vu longtemps après s'occuper encore à Saint-Louis du Louvre d'une *Annonciation* en marbre blanc, dont, une seconde fois, il fit colorier le fond. »

En 1734, Jean-Baptiste Lemoyne exécuta deux bustes en marbre de Louis XV, qui lui valurent désormais les faveurs de son souverain [4]; aussi, dès le mois de mars 1735, nous lisons dans le *Mer-*

« sensiblement la vue, et dont l'âge et les infirmités augmentaient tout à la fois « les besoins. » *Nécrologe des hommes célèbres de France,* t. XIV, Paris, 1779.

[1] Jean-Baptiste Lemoyne, fils de Jean, l'habile décorateur, et frère de Jean-Louis, né à Paris en décembre 1679, décédé dans la même ville le 20 octobre 1731, âgé de cinquante-deux ans. Il avait obtenu le deuxième prix de sculpture en 1705.

[2] *Vie des fameux sculpteurs,* Paris, 1787, page 353.

[3] Alexandre Lenoir, *Journal,* et le *Musée des monuments français,* par Louis Courajod, t. I, p. 191 (objets sortis du dépôt), Paris, 1878.

[4] « On proposa à Lemoyne de faire le portrait du Roi, d'après une miniature « de Massé. La proposition fut rejetée. Le portrait fut fait d'après nature et

cure de France un passage où il est fait mention d'une visite de ce monarque au sculpteur. « Le 29 de ce mois, le Roy fit dans la plaine des Sablons la revue des régiments des gardes françaises et suisses, et Sa Majesté les vit défiler après la revue ; le Roy prit la route du château de la Muette, et malgré la pluye, Sa Majesté voulut bien se détourner pour aller auprès de la barrière du faubourg Saint-Honoré, dans l'atelier du sieur Le Moine, sculpteur de l'Académie, pour y voir le modèle de la statue équestre de quinze pieds d'élévation qu'on doit jetter en bronze incessamment pour la ville de Bordeaux. Sa Majesté parut très-contente de ce superbe monument ; elle en remarqua avec beaucoup de discernement les beautez, et voulut bien elle-même répondre, pour la justification du sieur Le Moine, à quelques observations qu'on avait faites sur un prétendu défaut. »

Dandré Bardon, contemporain de Lemoyne et membre associé de l'Académie de Rouen, nous renseigne sur ce prétendu défaut signalé à l'artiste. « Lors de cette visite du Roi, le prince Charles « fait une observation sur le contraste du regard du héros avec son « geste, s'appuyant sur la nécessité qu'il y a de regarder ceux à « qui l'on donne des ordres. La réflexion du grand écuyer n'était « pas fondée. Pour épargner toute discussion, le Roi se met dans « l'attitude du modèle ; il fixe sur l'écuyer ce regard de douceur « qui lui était si naturel, et dirigeant son geste d'un côté opposé : « *Prince,* lui dit-il, *c'est ainsi que je commande.* A cette justifi- « cation que Louis XV fit de son sculpteur, Sa Majesté joignit une « pension de 15,000 livres sur le trésor royal. »

Ce fut là une leçon fort profitable pour l'artiste ; malheureusement la fonte de sa statue devait lui occasionner bien des déboires.

L'opération eut lieu dans l'atelier du faubourg du Roule. Nous citerons à ce sujet le passage suivant : « D'après le marché passé « le 9 janvier 1731 entre la ville de Bordeaux et Lemoyne, sculp- « teur, la statue équestre devait être exécutée en quatre ans, « moyennant la somme de 130,000 livres. La fonte manqua ; il se

---

« réussit si parfaitement que le peintre finit son petit tableau d'après le modèle « en grand du sculpteur. » *Vie ou Éloge historique de J. B. Lemoyne,* par DANDRÉ-BARDON, Paris, 1779, p. 43. D'Argenville, en parlant de J. B. Lemoyne, a puisé largement dans cette notice, devenue aujourd'hui très-rare. Nous ne l'avons rencontrée dans aucune des bibliothèques publiques de Paris.

« fit une ouverture dans le moule vers le haut de la queue du
« cheval; la matière s'échappa dans les terres. On refondit la
« partie supérieure, et Varin trouva le moyen de l'ajuster parfaite-
« ment avec la partie inférieure, qui était bien venue. La ville
« gratifia M. Lemoyne, outre son marché, d'une somme de
« 30,000 livres, paya ses frais de séjour et de voyage [1]. » Le sculpteur avait été obligé de refaire la partie du modèle de cire qui
avait disparu à la fonte sans laisser de traces.

Ce monument obtint un véritable succès [2]. « L'artiste présent à
son inauguration, nous dit d'Argenville, fut complimenté et em-
brassé par l'intendant au nom de la ville de Bordeaux [3]. »

A partir de l'année 1736, J. B. Lemoyne eut son logement et
son atelier au Louvre, et l'année suivante il terminait l'un des
chevaux exécutés en plomb pour le bassin d'Apollon à Versailles [4].

---

[1] *Mémoires historiques relatifs à la fonte et à l'élévation de la statue équestre
de Henri IV...*, par Ch. J. LAFOLIE, Paris, 1819, in-8o, p 261.

[2] Une gravure de ce monument fut faite par Nicolas Dupuis, d'après un dessin de
Charles-Nicolas Cochin exécuté aux deux crayons (noir et blanc) sur papier bleu.
Cochin se réserva sur la planche la gravure de la tête du monarque. Voir à ce
sujet la correspondance de Jean-Baptiste Lemoyne et de l'intendant de Tourny
relative à la gravure de la statue de Louis XV érigée sur la place de Bordeaux.
Des lettres de cette correspondance, tirée du fonds de l'intendance de Guienne,
sont publiées dans le présent Compte rendu de la sixième session des Sociétés des
Beaux-Arts des départements par notre collègue M. MARIONNEAU. La gravure
de Dupuis fut exposée au Salon de Paris de 1759, sous le no 155. Il en existe
une autre de ce monument de Bordeaux, faite par Le Mire.

Nous ajouterons ceci aux documents qui précèdent : c'est que la plupart des
sculpteurs demandaient à Cochin des dessins pour les monuments dont ils étaient
chargés; ainsi, Cochin fit le dessin du tombeau de Dauphin à Sens, exécuté par
Coustou. Celui du mausolée du maréchal de Saxe, dû au ciseau de Pigalle, fut
composé, il est vrai, par l'abbé Gougenot, mais modifié ensuite par Cochin. Consulter le rapport sur l'état des Beaux-Arts qui fut présenté à Napoléon Ier par la
quatrième classe de l'Institut, p. 123, 127.

[3] Une médaille exécutée par Jean Duvivier à l'occasion de l'inauguration du
monument de Louis XV à Bordeaux, fut frappée en 1732. Le monument a été
détruit en 1792. Gabriel en était l'architecte. Les bas-reliefs seuls exécutés en
marbre sont conservés au Musée des antiques de Bordeaux. Ils sont du sculpteur
Claude Francin, né à Strasbourg le 5 juin 1702, mort le 18 mars 1773. L'un des
bas-reliefs représente la *Bataille de Fontenoy*, et l'autre, la *Prise de Port-Mahon.*
Voir l'article du *Mémorial bordelais*, du 15 juin 1841, publié sur le monument
de Louis XV à Bordeaux, par M. A. DELCHEVERRY, ancien archiviste de cette ville.
Consulter aussi *Abecedario de Mariette*, p. 134. (Paris, Dumoulin, 1854, 1856.)

[4] « Tout ce groupe, où Apollon est assis dans un char tiré par quatre chevaux
conduits par des tritons, avait été détruit par le temps. Lemoyne fut chargé d'en

Le 26 juillet 1738, il fit son entrée à l'Académie royale de peinture et de sculpture. Son morceau de réception était une *Jeune Fille sortant du bain,* marbre exécuté en ronde bosse, dont la tête fut malheureusement brisée dans le déménagement lorsque l'on construisit la nouvelle salle du Modèle, en 1776. L'artiste le retira de l'Académie à cette époque[1]. Nous signalerons à ce propos une erreur qui existe au Louvre pour une sculpture en marbre portant cette désignation : *Hippolyte,* par Jean-Louis Lemoyne, 1704-1778, morceau de réception 26 juillet 1738.

Jean-Louis Lemoyne, voyons-nous dans Guérin[2], fut reçu à l'Académie le 30 juin 1703, avec un buste de Mansard qui se trouve actuellement au Louvre[3].

La *Mort d'Hippolyte* est le morceau de réception de Jean-Baptiste Lemoyne, l'oncle de celui dont nous esquissons la biographie. Il fut agréé le 23 janvier 1710 et entra à l'Académie le 31 août 1715.

Dans le bassin de Neptune de Versailles, le groupe de droite, représentant l'*Océan* assis sur un monstre marin au milieu des roseaux et des poissons, porte cette inscription : *Joan.-Bap. Lemoyne, faciebat,* 1740.

C'est également vers cette époque, c'est-à-dire de 1735 à 1740, que cet artiste exécuta les pendentifs pour le salon du rez-de-chaussée de l'hôtel de Soubise dans lesquels il a symbolisé la Prudence, la Politique, la Géométrie, l'Astronomie, ainsi que le Poëme épique et dramatique. On sait que la décoration intérieure de ce merveilleux hôtel (occupé aujourd'hui par les archives nationales) avait été confiée à Germain Boffrand[4].

Nous n'entreprendrons pas ici la description du mausolée de Mignard pour l'église des Jacobins de la rue Saint-Honoré, qui fut fait par J. B. Lemoyne en 1744. Il a été du reste gravé par Lépicié.

Démoli pendant la Révolution, les divers morceaux de sculpture

---

refondre une partie et de restaurer le reste. » DANDRÉ-BARDON, *Éloge de Lemoyne,* p. 46, note 18.

[1] D'ARGENVILLE, *Vie des fameux sculpteurs,* p. 367.

[2] Description de l'Académie, 1714.

[3] *Description des sculptures du Louvre,* n° 252, édition de 1873.

[4] Voir *Livre d'architecture,* par GERMAIN BOFFRAND, Paris, 1716, in-folio, fig., pour les détails de l'ornementation intérieure de cet hôtel.

qui le composaient furent portés au Musée des monuments français.

Madame de Feuquières, la fille de Mignard, était représentée agenouillée, priant devant le buste de son père [1]. Cette statue se trouve aujourd'hui à Saint-Roch, dans la chapelle du Calvaire, aux pieds d'un christ en croix surmontant des rochers [2].

L'auteur de la notice de l'Académie de Rouen a pris le soin d'indiquer que ce buste de Mignard était de *Desjardins*.

D'Argenville en fait aussi la remarque [3].

Nous retrouvons également cette mention dans le journal de Lenoir, où il est inventorié sous le n° 578 : « Le 30 messidor « an III, reçu des jacobins, rue Saint-Honoré, un buste en marbre « représentant Mignard, sculpté par *Desjardins,* plus, deux enfants « aussi en marbre par Lemoine, venant du tombeau de Mignard. « J'observe, ajoute Lenoir, que la figure du Temps et une draperie « qu'il levait, qui étaient en plomb, ont été enlevées de ce monu- « ment par les membres du comité révolutionnaire de la Butte-des- « Moulins. »

« N° 579. Le 31, reçu du même lieu la statue à genoux et en « marbre de Lemoine représentant madame de Feuquières, fille de « Mignard, provenant du tombeau de son père, plus, un socle de « brèche grise avec inscription du même monument. »

Ce socle en brèche grise avec l'inscription est actuellement à Saint-Roch. Il est surmonté d'un buste de Mignard par Coysevox, et celui qui se trouve exposé au Louvre est de Desjardins.

Ceci concorde, du reste, avec l'explication donnée par M. Courajod dans une note du Journal de Lenoir, où il indique que ce dernier s'est trompé en même temps que l'imprimeur.

« Il y eut, dit-il, aux Petits-Augustins, deux bustes en marbre de « Mignard. Ce n'est pas le n° 343 imprimé à tort 243 qui fut trans- « porté au Musée du Louvre, mais bien le n° 293. Le n° 343 fut

---

[1] Le buste en terre cuite de madame de Feuquières, par Lemoyne, fut exposé au Salon de Paris de 1738.

[2] « La comtesse de Feuquières avait commencé de son vivant à faire construire ce tombeau, qu'elle comptait partager avec son père. » DANDRÉ-BARDON, *Éloge de Lemoyne,* p. 43, note 12. — Voir également dans le *Musée des Monuments français,* d'Alexandre Lenoir, t. V, la gravure du tombeau, p. 138.

[3] « Vis-à-vis de la chaire du prédicateur est le tombeau de Mignard, dont le buste est de Desjardins. » P. 133. D'ARGENVILLE, *Voyage pittoresque de Paris,* 6e édition, 1778.

« donné à l'église Saint-Roch, où il est encore. Lenoir, d'ailleurs,
« a mentionné plus loin, page 191, l'attribution du n° 343 à cette
« paroisse [1]. »

Le 10 novembre 1754, eut lieu à Rennes, sur la place Royale,
l'inauguration du monument de Louis XV, exécuté en bronze pour
les États de Bretagne à l'occasion de la convalescence de ce prince.

Ce monument n'existe plus aujourd'hui; il avait été fondu par
Pierre Gor [2].

Nicolas Dupuis en fit une gravure qu'il exposa au Salon de 1755.

Des médailles d'argent et de bronze en ont également conservé
le souvenir [3].

Nous avons même rencontré au Musée archéologique de Rennes
une petite réduction de ce monument exécutée en faïence blanche
d'un émail laiteux; elle porte cette inscription tracée en noir : F^te
(fecit) Bourgouin 1764. Elle fut faite en effet à Rennes, très-pro-
bablement dans la manufacture de Thomas Jollivet, dont Bourgouin
était le directeur à l'époque désignée ci-dessus.

Bourgouin était né à Rouen au faubourg Saint-Sever en 1734;
il se maria le 28 septembre 1756 à Rennes, et mourut dans cette
ville le 9 juin 1790.

Le monument de la ville de Rennes représentait Louis XV debout
sur un piédestal, ayant à ses pieds deux statues de femmes, l'une
à sa droite, symbolisant la Santé; l'autre assise à sa gauche, person-
nifiant la Bretagne. Derrière le prince étaient des trophées et des
drapeaux; des fruits et un autel se trouvaient au bas du piédestal,
qui portait une inscription commémorative. J. B. Lemoyne dut se
trouver cette fois suffisamment récompensé de ses peines, car, en
plus de l'allocation de 50,000 livres qu'il reçut des États de Bretagne, Louis XV voulut bien être le parrain de sa fille, et accorder
une pension à l'enfant et au père.

Ce fut en 1759 que le sculpteur fit à Saint-Louis du Louvre son

[1] *Journal d'Alexandre Lenoir,* Paris, 1878, t. 1er, p. 188.
[2] Il fut détruit pendant la Révolution.
[3] Ce monument a été gravé aussi par Le Mire en 1764, pl. XX, p. 149, dans
le livre de Patte : *Monuments érigés en France à la gloire de Louis XV.* Gabriel
en fut l'architecte. — Voir la description de la fête donnée à l'occasion de son
inauguration, p. 152, — et les pièces relatives à l'exécution de ce monument,
1747-1754, publiées par M. Alfred Ramé.

bas-relief de l'*Annonciation,* pour lequel on lui reprocha d'avoir colorié le fond [1].

Nous ne saurions omettre de citer également les deux figures en marbre de saint Grégoire et de sainte Thérèse [2] qu'il exécuta pour les Invalides. Elles furent inventoriées toutes deux par Lenoir le 9 floréal de l'an IV sous le n° 703. Le modèle de saint Grégoire avait figuré au Salon de Paris de 1746. Le marbre fut terminé vers 1761.

En voyant passer devant eux la statue de Louis XV exécutée pour Bordeaux, les administrateurs de la ville de Rouen conçurent sans doute le projet d'avoir une œuvre analogue. L'hôtel de ville qui se trouvait alors rue de la Grosse-Horloge menaçant ruine, on projeta d'en construire un autre à l'extrémité occidentale du Vieux-Marché.

Un plan du monument dressé par Le Carpentier, architecte du Roi, fut présenté à Louis XV le 3 avril 1757, par le maréchal de Luxembourg, gouverneur de Normandie [3].

Une place Royale devait exister devant l'édifice projeté.

Au milieu de cette place, la statue du prince régnant eût été posée sur un piédestal orné de trophées.

Le plan ayant été adopté, ce fut Jean-Baptiste Lemoyne qui fut désigné pour faire le modèle de la statue.

On posa même, paraît-il, la première pierre du nouvel hôtel de ville le 8 juillet 1758. A cette occasion, lisons-nous dans Patte [4], la ville de Rouen fit frapper une médaille gravée par Roëttiers, représentant d'un côté le portrait du Roi vu de profil, et de l'autre la principale façade de cet édifice.

Cependant, comme il s'agissait de dépenser un million pour tous

[1] Il formait tableau dans une chapelle en face du mausolée du cardinal de Fleury. Les figures avaient six pieds de hauteur.

[2] « Sur l'autel (de la chapelle de Saint-Grégoire le Grand) est la figure de saint Grégoire en marbre, tenant le livre de l'Evangile et bénissant le peuple, par Lemoyne. Dans la chapelle Sainte-Thérèse, la figure en marbre est de Lemoyne. Les deux anges de plomb qui l'accompagnent sont l'un de Lemoyne, l'autre de La Pierre. » *Voyage pittoresque de Paris*, par d'ARGENVILLE, p. 400 et 405.

[3] Consulter le *Recueil des plans, coupes et élévations de l'Hôtel de ville de Rouen,* publié par LE CARPENTIER. On conserve un modèle de ce monument dans les combles de la mairie de Rouen.

[4] *Monuments érigés en France à la gloire de Louis XV.* Paris, 1765, p. 178, 179, 180 et 181.

ces projets d'embellissement, les Rouennais reculèrent devant les frais. Les travaux furent abandonnés, et Louis XV dut se contenter de faire couler en bronze le modèle de sa statue. Une reproduction se trouve aujourd'hui au Louvre, dans la galerie Sauvageot ; elle porte cette inscription gravée derrière le socle : INVENTÉ PAR MATH. LE CARPENTIER ARCHITECTE DU ROY — MODELÉ PAR J.-B. LEMOINE SCULPTEUR ORDINAIRE DE SA MAJESTÉ — EXÉCUTÉ EN BRONZE PAR J.-C. DELARCHE, L'AN MDCCLXXII.

Ce modèle représente Louis XV debout, élevé sur un bouclier par trois guerriers agenouillés [1]. Un article concernant cette statue a été publié par M. Courajod, conservateur au Louvre, dans la *Gazette des Beaux-Arts* du mois de juillet 1875. Cet article a valu à son auteur une lettre d'un savant amateur anglais, M. Fortnum, reproduite par la *Chronique des arts* du 11 septembre de la même année, dans laquelle il signale une statuette de bronze analogue comme sujet qui fait partie de la collection de S. M. la reine d'Angleterre, à Windsor.

Voici, dit l'amateur anglais, ce que l'on trouve gravé sur le bronze : « *Composé et modelé par J.-B. Lemoyne sculpteur ordinaire de Sa Majesté, exécuté en bronze par J.-C Delarche en l'année MDCCLXVI.* »

Nous croyons qu'il faut lire plutôt MDCCLXXVI, autrement cette reproduction en bronze du modèle de la statue de Rouen aurait précédé de six années celle du Louvre [2] ; ce qui nous paraît peu probable.

Parmi les œuvres les plus importantes de J. B. Lemoyne, nous ne pouvons manquer de mentionner le mausolée du cardinal de Fleury qui lui fut commandé par le Roi, pour l'église de Saint-Louis du Louvre. Il résulte d'un compte qui existe aux Archives nationales, que le modèle en cire de ce monument avait été payé 1,000 livres à l'artiste en 1743 [3].

---

[1] Il a été gravé par Le Mire dans l'ouvrage de Patte. Pl. XXXII. Sur le fût de la colonne qui aurait supporté ce groupe, on devait placer cette inscription : *Si non jus, eveheret amor.*

[2] Dandré-Bardon, dans son *Éloge de Lemoyne*, mentionne un petit modèle en bronze du monument destiné à la ville de Rouen, que l'on voyait chez l'abbé Terray. Il pourrait se faire que ce fût celui qui se trouve actuellement à Windsor.

[3] Archives nationales, carton O 2244 (Comptes des Bâtiments).

Il n'est pas sans intérêt de parcourir les lettres qui furent publiées sur les quatre modèles (exposés au Salon de la même année) pour le mausolée du cardinal [1].

« Celui de Lemoyne, dit l'auteur de ces lettres, se présente le premier à l'examen. Il ne serait pas possible de l'exécuter tel qu'il paraît dans la chapelle de Saint-Louis du Louvre, destinée à recevoir cet ouvrage, parce que les degrés qui mènent au tombeau, excédant de beaucoup la place désignée, avanceraient trop dans la nef de l'église et causeraient une diminution de largeur, un défaut d'ordre désagréable aux yeux et embarrassant pour le peuple, etc [2]. »

La notice de l'Académie de Rouen semble émettre une opinion semblable, en disant que la place occupée par ce tombeau n'offrait pas le recul nécessaire pour obtenir l'effet désirable [3].

Nous n'entreprendrons pas de décrire ce mausolée : il nous suffira de citer la notice imprimée sur le livret du Salon de 1743, comme spécimen de style. « N° 51, sujet du tombeau qui doit être exécuté à la mémoire de S. E. Monseigneur le cardinal de Fleury. Le Temps qui a détruit Son Éminence le fait revivre par les soins du Roy. Le cardinal est représenté en prières, le Temps lève le voile qui cachait l'inscription, et y montre les attentions de Sa Majesté pour ce ministre. La Fidélité au Roi le pleure, et des génies soutiennent ses armes. Les figures sont de marbre blanc, excepté celle du Temps, dont la couleur du bronze représente la vieillesse. »

L'éloge de Lemoyne par Haillet de Couronne nous apprend que ce sculpteur, « pendant son séjour à Rouen, avait modelé le portrait de M. Le Cat [4] et celui d'une dame de cette ville, madame

---

[1] Lettres sur les quatre modèles exposés au Salon de 1743, pour le mausolée de S. E. Mgr le cardinal de Fleury, s. l. n. d., in-4°.

[2] Voir également la chanson sur différents projets de tombeaux pour Mgr le cardinal de Fleury exposés au Salon de 1743, communiquée par M. Jules Cousin, directeur du Musée Carnavalet. — Archives de l'art français, t. V, 1857, 1858.

[3] Les figures étaient trop importantes pour leur emplacement.

[4] Habile chirurgien né en 1700 à Bléraucourt (Aisne), mort à Rouen en 1768. Il fonda l'Académie de cette ville en 1744. Le Cat était correspondant de l'Académie des sciences de Paris. Des lettres de noblesse et une pension lui furent accordées en 1764.

Mazeline [1], dont la tête lui a servi ensuite au mausolée du cardinal de Fleury ».

Ce tombeau ne fut terminé qu'en 1768.

Parmi les autres ouvrages du sculpteur, Dandré-Bardon, dans son éloge de Lemoyne, signale une statue en marbre, d'Apollon, grandeur nature, qu'il exécuta pour le roi de Prusse.

La notice de l'Académie de Rouen nous rappelle à propos de cette œuvre que « la magnifique galerie de peinture du roi de Prusse n'a rien de mieux dans sa magnificence que quatre statues en marbre blanc de nos Français; elles décorent et soutiennent pour ainsi dire ce superbe édifice : c'est la Vénus et le Mars de Coustou, la Diane de Pigalle, et l'Apollon de Lemoyne ». M. Dussieux, dans son ouvrage sur les *Artistes français à l'étranger,* considère cette dernière sculpture comme une des plus belles du maître.

Il était dit que la ville de Rouen aurait quand même une statue de Louis XV par J. B. Lemoyne. En effet, l'escalier principal de son hôtel de ville est orné aujourd'hui d'une statue qui fut donnée par le gouvernement en 1820.

Cette statue exécutée par J. B. Lemoyne provient du *Dépôt des Petits-Augustins.* Elle représente Louis XV debout, plus grand que nature, revêtu d'un costume héroïque, levant le bras droit en l'air, et tenant de la main gauche le bâton du commandement; un casque garni de son panache de plumes est à ses pieds.

Ce fut le président de la Chambre de commerce de Rouen qui, d'après les conseils de Descamps, le fils du peintre, sollicita cette statue pour remplacer celle de Louis XV par La Datte [2], enlevée du palais de la Bourse des marchands pendant la Révolution, et disparue depuis.

Les dimensions de la statue de Lemoyne ne se trouvant pas en rapport avec la place qui lui était destinée, le conseil municipal, à la suite d'une délibération du 30 novembre 1820, décida que

[1] Il se pourrait que cette dame fût de la famille des sculpteurs rouennais de ce nom.

[2] François La Datte, sculpteur du roi de Sardaigne et ancien professeur de l'Académie de Paris.

cette statue serait mise où elle se trouve actuellement. Son installation eut lieu à l'hôtel de ville le 21 décembre 1820.

Nous serions volontiers porté à croire que cette statue est celle que cite Alexandre Lenoir dans le *Musée des monuments français* [1]. « Le premier objet, dit-il, qui frappe la vue, en entrant dans la salle du dix-huitième siècle, c'est la statue en pied et en marbre de Louis XV par Jean-Baptiste Lemoyne, n° 344. On peut juger par la conception et même par l'exécution de cette figure, si la manière de faire du sculpteur était aussi avantageuse pour le bien de l'art en général qu'il le prétendait. La pose de sa statue est maniérée, et les mouvements des membres sont saccadés : Louis XV, vêtu à la romaine, ayant les pieds en dehors, ressemble beaucoup plus à un danseur qu'à un roi de France. Lemoyne a mis tant de *liberté* et de *facilité* dans cette sculpture, qu'elle ne présente point de forme décidée comme toutes les productions des sculpteurs et des peintres de ce temps-là ; et c'est avec raison que des hommes éclairés préfèrent les sculptures qui ornent notre salle du treizième siècle. » Il est intéressant de constater ici l'éloge qui est fait des sculptures du treizième siècle, à une époque où elles étaient encore si dédaignées.

La description qui précède répond bien à celle que nous avons donnée de la statue de Louis XV qui se trouve placée actuellement au milieu de l'escalier principal de l'hôtel de ville de Rouen. Louis XV est vêtu à la romaine, et la position qu'il occupe nous paraît être celle qu'indique Lenoir. La provenance même du dépôt des Petits-Augustins semble devoir justifier également cette opinion.

Lemoyne exécuta une statue de Louis XV pour l'École militaire, qui fut achevée en 1773. — Voici ce que Bachaumont nous dit du modèle dans ses Mémoires :

« Le 17 juillet 1769. Le public va voir avec empressement une nouvelle statue du Roi, dont le modèle en plâtre a été posé dans une des cours de l'École militaire pour le temps où Sa Majesté y est venue. C'est une statue pédestre : le Roi est armé d'une cuirasse, il a des brassards, des cuissards ; son casque est à côté de lui, et à sa droite, sur le fût d'une colonne brisée, sont des cordons de Saint-Lazare, que le monarque paraît montrer aux élèves. On sait

[1] T. V, p. 129.

que cet ordre est leur marque distinctive. On y lit pour inscription : *Hic amat dici pater atque princeps,* légende vague, qui ne
caractérise ni le lieu, ni le moment. Les connaisseurs paraissent
peu contents de cet ouvrage, sans vie, sans chaleur et sans majesté.
Il est du sieur Lemoine, sculpteur distingué [1]. »

« Dandré-Bardon, dans son éloge de J. B. Lemoyne, cite deux
statues pédestres du roi Louis XV, dont l'une placée à l'École militaire représente le prince avec toutes ses grâces et sa majesté,
l'autre attend dans l'atelier les dernières finesses du ciseau :
celle-ci retraçait le monarque sous l'emblème de Jupiter; l'aigle
reposait à ses pieds, et le foudre était dans ses mains; cette dispo-
sition fut changée dans la suite : de l'aigle on fit un casque, du
foudre un bâton de commandement; c'est le morceau le plus
avancé de tous ceux qui restent à finir [2]. »

En plus des monuments élevés en l'honneur de Louis XV, qui
furent exécutés par J. B. Lemoyne, et dont nous avons parlé précédemment, les Comptes des Bâtiments conservés aux *Archives
nationales* nous indiquent la trace d'autres statues de ce monarque pour lesquelles notre artiste avait touché diverses sommes
en 1737, 1744 et 1748 [3].

Notre regretté Benjamin Fillon, dans les comptes qu'il a publiés,
cite également une statue du Roi en pied, ordonnée en 1737, estimée 10,000 livres [4].

Nous terminerons cet aperçu rapide des principales œuvres de
Jean-Baptiste Lemoyne en mentionnant le mausolée de Crébillon
qui devait être placé dans l'église Saint-Gervais de Paris, où le
poëte avait été inhumé. De grands intérêts s'y sont opposés, nous
dit la notice de l'Académie de Rouen sur J. B. Lemoyne.

« L'opinion orthodoxe des marguilliers de cette paroisse préva-
lut; ils ne purent adopter qu'on plaçât dans leur église le portrait
d'un homme qui avait travaillé pour le théâtre. »

Le Roi décida que ce monument serait placé dans sa bibliothèque.
On trouve, du reste, dans les pièces conservées aux Archives

[1] *Mémoires secrets,* t. XI, p. 116.
[2] DANDRÉ-BARDON, *Éloge de Lemoyne,* p. 23.
[3] Archives nationales, cartons O, 2237, O, 2243, O, 2244, O, 2447.
[4] *Nouvelles Archives de l'art français,* p. 331, année 1872.

nationales, à la date du 5 mars 1765, la mention suivante : « A-compte des œuvres de sculpture pour mausolée de Crébillon à la Bibliothèque royale de Paris, 1,500 livres. » La même somme avait été touchée par l'artiste le 23 octobre 1763. Enfin, le 2 février 1780, Lemoyne étant mort, il est encore versé comme à-compte à ses héritiers, 4,000 livres sur cette œuvre [1].

Il résulte d'un autre compte publié par M. Benjamin Fillon que « le monument de Crébillon avait été ordonné en 1762, qu'il fut estimé 12,000 livres, et soldé en janvier 1780, au moyen des sommes marquées F [2] ».

Ce mausolée fut terminé par d'Huez, un des élèves du sculpteur. Il se trouve actuellement au Musée de Dijon, ville où naquit le poëte.

Le peu de place dont nous pouvons disposer ici ne nous a pas permis d'entrer dans une description détaillée des principales œuvres de J. B. Lemoyne. Nous avons pris le parti d'indiquer seulement les gravures qui les reproduisaient ; elles permettent mieux que toute description de se rendre compte de l'ensemble de ces sculptures.

Il nous resterait également à citer un nombre assez considérable de bustes dont notre artiste est l'auteur.

Étant devenu le sculpteur officiel de Louis XV, il ne se passait guère d'année qu'il ne fît deux ou trois bustes de ce prince, et de quelque membre de la famille royale.

Si nous parcourons également les livrets des Salons de Paris de 1737 à 1771, nous y relevons une longue liste de bustes en terre cuite, dont la plupart ont été reproduits en marbre. Ce sont les portraits des personnages principaux de l'époque.

Enfin, dans le catalogue de la vente des objets composant l'atelier de J. B. Lemoyne, qui eut lieu à Paris le 18 août 1778, nous voyons figurer la désignation d'un certain nombre de projets et d'esquisses qui furent ou non exécutés, ainsi que différents portraits de personnages célèbres.

Nous tenterons néanmoins, à la fin de cette étude, dans nos *Recherches et indications*, d'ébaucher une liste des œuvres du

[1] Archives nationales, cartons O, 2263, O, 2265, O, 2275.
[2] *Nouvelles Archives de l'art français*, p. 331, année 1872.

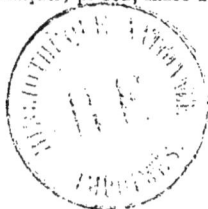

sculpteur. Il serait en effet difficile de la faire complèie, en présence d'une carrière d'artiste si bien remplie.

Lemoyne mourut à Paris le 25 mai 1778, âgé de soixante-quatorze ans.

Voici ce que Bachaumont écrivait le lendemain de la mort de notre artiste : « M. Lemoyne, sculpteur, vient de mourir; c'était un artiste d'un talent rare et d'une modestie plus rare encore [1]. »

Reçu membre de l'Académie royale de Paris, le 26 juillet 1738, il avait été nommé professeur adjoint le 1er août 1761, puis recteur le 20 janvier 1768, et enfin directeur le 22 juillet de la même année.

Il ne remplit cette fonction que pendant deux années; nous voyons, en effet, dans la notice de l'Académie de Rouen, qu'il fit l'hommage volontaire de son directorat à son élève M. Pierre, premier peintre du Roi.

Les autres élèves de Lemoyne sont : Falconet, Pajou, Caffieri, D'Huez et Milot.

Il ne nous est guère possible de terminer cette rapide esquisse sur Lemoyne sans citer quelques-uns des appréciateurs de son talent au siècle dernier. Il fut en effet considéré par ses contemporains comme un des plus habiles sculpteurs de son temps.

La considération dont il jouissait était due autant à la nature de son talent, qu'à son caractère aimable, qui lui conciliait l'affection de tous ceux qui l'approchaient.

Il fréquentait souvent les salons de madame Geoffrin, chez laquelle il rencontrait le peintre Boucher, l'architecte Soufflot, Carle Van Loo, Joseph Vernet, La Tour et Marmontel [2].

Cet illustre écrivain nous a tracé de lui ce portrait : « Lemoyne, « le sculpteur, était attendrissant par la modeste simplicité qui « accompagnait son génie, mais, sur son art qu'il possédait si bien, « il parlait peu, et aux louanges qu'on lui donnait il répondait à

---

[1] *Mémoires secrets*, 26 mai 1778. — Ajoutons que Lemoyne fut marié trois fois; il laissa quatre enfants de ces différents mariages.

[2] Madame Geoffrin obtenait parfois des étrangers, rois et seigneurs, des commandes pour ses artistes. Voir la *Correspondance inédite du roi Stanislas-Auguste Poniatowski et de madame Geoffrin*, 1764-1777, publiée par M. Ch. de Mouy, Paris, 1875, in-8°.

« peine, timidité touchante dans un homme dont le regard était
« tout esprit et tout âme [1]. »

Joignons à ce portrait charmant celui que nous a laissé du sculpteur son collègue Dandré-Bardon : « Lemoyne, dit-il, était petit
« de taille; ses yeux était pleins de feu; simple dans sa parure
« ainsi que dans ses mœurs, il présentait un air compatissant, docile,
« officieux, quoiqu'il fût d'un tempérament vif, quelquefois brusque
« et emporté. » Nous verrons bientôt que Diderot ne partageait pas
cette manière de voir sur le caractère du sculpteur.

Lemoyne affectionnait les réunions intimes; il recevait à sa table
l'avocat Gerbier, Grétry, Lekain et d'autres personnages célèbres.

Madame Lebrun nous apprend dans ses Mémoires qu'elle fit
chez lui la connaissance de La Tour, dont Lemoyne sculpta le buste,
tandis que l'illustre pastelliste dessinait le portrait de son ami, qui
figure actuellement au Musée de Saint-Quentin [2].

Diderot, dans ses Salons, marchande à Lemoyne les éloges dont
il est quelquefois prodigue envers son élève Falconet. Il loue cependant plusieurs de ses bustes, mais ses grandes compositions ne
trouvent pas grâce devant sa critique souvent trop partiale envers
ses amis, et quelquefois très-acerbe pour les autres.

« Cet artiste fait bien le portrait, dit-il en parlant de Lemoyne;
« c'est son seul mérite. Lorsqu'il tente une grande machine, on
« sent que la tête n'y répond pas. Il a beau se frapper le front, il
« n'y a personne; sa composition est sans grandeur, sans génie,
« sans verve, sans effet; ses figures sont insipides, froides, lourdes
« et maniérées; c'est comme son caractère, où il ne reste pas la
« moindre trace de l'homme nature [3]. »

On n'est pas plus sévère. Il est vrai que Diderot avait pris le soin
de nous faire part avant de sa théorie :

« Si vous rencontrez un sculpteur poli, doux, maniéré, honnête,
« dites qu'il est et restera médiocre. » « Aussi, ajoute-t-il, faites
« des portraits, monsieur Lemoyne, mais laissez les monuments,
« surtout les monuments funèbres. » Plus loin, le spirituel écrivain

[1] *Mémoires*, livre VI, p. 358. Verdière, 1818.
[2] Ce portrait a été donné au Musée de Saint-Quentin par le frère de La Tour.
Perronneau a fait également un très-beau pastel de J. B. Lemoyne, qui se trouve
actuellement dans la collection de M. Grout, à Paris.
[3] *Salons de Diderot*, t. Ier. Paris, 1876. Édition Assezat, année 1765.

semble vouloir se radoucir un peu devant le portrait de la marquise de Gléon par Lemoyne. « La belle tête, mon ami, que celle de « madame la marquise de Gléon! Qu'elle est belle! elle vit; elle « intéresse, elle sourit mélancoliquement. On est tenté de s'arrêter « et de lui demander pour qui le bonheur est fait, puisqu'elle n'est « pas heureuse. Je ne la connais point, cette femme charmante; « je n'en ai jamais entendu parler, mais je gage qu'elle souffre. « C'est bien dommage. »

J'en finis avec Diderot, nous parlant du portrait de madame la comtesse de Brionne. « Eh bien! mon ami, que voulez-vous que « j'en dise? madame de Brionne n'est encore qu'une belle prépa- « ration. Les grâces et la vie vont éclore, mais elles n'y sont pas. « Elles attendent que l'ouvrage soit fini : et quand le sera-t-il? « Aux cheveux, le marbre n'est qu'égratigné. Lemoyne a cru que « du crayon noir pouvait suppléer au ciseau [1]. Va-t'en voir s'ils « viennent. Et puis cette poitrine! j'en ai vu de nouées, et comme « celle-là. Monsieur Lemoyne, monsieur Lemoyne, il faut savoir « travailler le marbre; et cette pierre réfractaire ne se laisse pas « pétrir par les premières mains venues, etc. [2]. »

Bachaumont juge l'artiste autrement. Dans les conseils qu'il donne au maréchal d'Issenghein pour la réparation de son château, il cite Lemoyne parmi les plus habiles sculpteurs pour les statues de marbre.

La Dixmerie nous dit en parlant de lui : « Lemoyne fait prendre au marbre, en quelque sorte, l'esprit et le caractère de nos grands hommes dans tous les temps : c'est pour eux un second moyen d'arriver à l'immortalité [3]. »

Je termine par d'Argenville : « Son ciseau, nous dit-il en parlant « de Lemoyne, était celui des Grâces, faveur rare qui n'est accordée

[1] « Le génie de Lemoyne était fécond, mais difficile à contenter. Il se trouva souvent trop resserré dans un bloc de marbre, et chercha à réchauffer une matière qui lui paraissait trop froide pour rendre la chaleur de ses idées. Dans cette vue, il a souvent eu recours à des artifices étrangers. Il mettait des noirs avec du charbon dans les endroits où l'outil n'avait pu fouiller assez profondément. » DANDRÉ-BARDON, *Éloge de Lemoyne.*

[2] *Salons de Diderot,* t. Ier, p. 425, et t. II, année 1767, p. 348 et 349. Année 1771, p. 533, etc.

[3] *Les Deux Ages du goût et du génie français,* Paris, 1769.

« ni aux désirs ni aux travaux lorsque l'artiste n'est pas né avec
« elles[1]. »

Maintenant, s'il nous est permis de résumer en quelques mots
notre opinion sur le sculpteur, nous dirons qu'il possédait une
grande habileté d'exécution, secondée par une science du modelé
indiscutable.

Malheureusement, ses sculptures ont parfois une tournure théâ-
trale, et manquent de cette simplicité qui constitue le grand art.
Elles paraissent souvent tourmentées par les changements, et les
modifications apportés successivement dans leur exécution.

Cette opinion nous semble concorder du reste avec celle de Dandré-Bardon sur le sculpteur[2]. « Il ne voyait, dit-il, dans les caprices
« de son génie que les moyens de faire mieux, sans considérer
« qu'il ralentissait souvent la chaleur de ses idées par les variations
« de ses procédés. »

La recherche dans l'art est certes une chose louable sans laquelle
il n'existe pas de perfection possible, à la condition toutefois que
le travail de l'artiste ne laissera pas deviner la fatigue, qui souvent
est la conséquence de changements trop nombreux.

Lemoyne a fait des terres cuites charmantes et des bustes en
marbre remarquables, mais les grandes statues manquent parfois
de ce sentiment qui, disait son élève Falconet en parlant des
sculpteurs, « doit être inséparable de toutes leurs productions ; c'est
« lui qui les vivifie ; si les autres études en sont la base, le senti-
« ment seul en est l'âme[3] ».

RECHERCHES ET INDICATIONS.

Ouvrages de sculpture de Jean-Baptiste LEMOYNE *mentionnés par les écrivains
du dix-huitième siècle, ou conservés dans les Musées et les collections parti-
culières.*

1728. Groupe de Pyrrhus immolant la princesse Polyxène sur le tombeau d'Achille. (Grand prix de sculpture.)
Groupe du Baptême du Christ exécuté en marbre pour le maître-autel

[1] *Vies des fameux sculpteurs.*
[2] *Éloge de J. B. Lemoyne.*
[3] *Réflexions sur la sculpture.*

de l'église Saint-Jean en Grève (actuellement dans la chapelle des fonts baptismaux de l'église Saint-Roch à Paris).

Sculptures en marbre pour la chapelle de la Vierge de l'église Saint-Sauveur à Paris [1].

1734. Deux bustes en marbre de Louis XV.

De 1735 à 1740. Pendentifs pour le salon du rez-de-chaussée de l'hôtel de Soubise (actuellement occupé par les Archives nationales) dans lesquels Lemoyne à symbolisé la Prudence, la Politique, la Géométrie, l'Astronomie, ainsi que le Poëme épique et dramatique.

1737. Un des chevaux en plomb pour le bassin d'Apollon à Versailles, et reparé le groupe en entier [2].

1737. Buste en marbre de la princesse de Rohan.

SALON DE 1737 [3].

Un modèle de terre cuite, représentant une Nymphe couchée.

Un autre modèle en terre cuite, représentant une tête de Vestale couronnée de fleurs, par M. LEMOYNE le fils.

1738. Jeune Fille sortant du bain (statue en marbre), morceau de réception à l'Académie de Paris, 26 juillet 1738. La tête de la statue ayant été brisée en 1776, cette sculpture fut retirée de l'Académie à cette époque.

SALON DE 1738.

160. Une figure bronzée, représentant Hercule couché, tenant des pommes des Hespérides.

161. Une Tête de vieillard en terre cuite.

162. Autre tête en terre cuite représentant le Portrait de madame la comtesse de Feuquières, fille de feu M. Mignard, premier peintre du Roy, par M. LEMOYNE le fils, académicien.

1739. Buste en marbre du duc d'Orléans.

1740. Groupe représentant l'Océan (bassin de Neptune de Versailles). L'Océan est assis sur un monstre marin au milieu des roseaux et des poissons. Il porte cette inscription : Joan. Bap. LEMOYNE *faciebat* 1740.

1741. Épitaphe du comte de Toulouse (pour la ville de Compiègne).

---

[1] Les peintures de cette chapelle étaient de Noël-Nicolas Coypel; Blondel était l'architecte du monument.

[2] DANDRÉ-BARDON, *Éloge de Lemoyne*, p. 46, note 8.

[3] *Collection des livrets des Salons*, publiée par M. Jules GUIFFREY, Paris, 1869.

SALON DE 1742.

Par M. Lemoyne le fils, adjoint à professeur.
Trois Têtes de différens âges, en terre.
42. La plus âgée.
43. La moins,
44. La plus jeune.
44 *bis*. Un médaillon, représentant le Roy.

1743. Statue équestre de Louis XV (exécutée en bronze pour la ville de Bordeaux) [1]. M. Haillet de Couronne dans son éloge de Lemoyne nous dit que cet artiste avait eu Coustou comme concurrent pour l'érection de ce monument.

SALON DE 1743.

Par M. Lemoyne le fils, adjoint à professeur.
51. Sujet du tombeau qui doit être exécuté à la mémoire de S. Em. Mgr le cardinal de Fleury.
Le temps qui a détruit Son Eminence, le fait revivre par les soins du Roy.
Le cardinal est représenté en prière. Le Temps lève le voile qui cachait l'inscription, et y montre les attentions de *Sa Majesté* pour ce ministre.
La Fidélité au Roy le pleure, et des Génies soutiennent ses armes.
Les figures sont de marbre blanc, excepté celle du Temps, dont la couleur du bronze représente la Vieillesse.

Mausolée de Mignard placé autrefois dans l'église des Jacobins, rue Saint-Honoré, à Paris. (Ce qui reste de ce mausolée se trouve actuellement dans l'église de Saint-Roch, à Paris.)
1745. Buste en marbre de Louis XV offert au cardinal de Rohan pour la ville de Strasbourg.

SALON DE 1745.

Par M. Lemoyne fils, professeur.
47 Un buste en marbre blanc, représentant le Portrait du Roy. (Il serait possible que ce buste fût celui qui figure précédemment comme ayant été offert à la ville de Strasbourg.)

[1] Les deux bas-reliefs en marbre qui décoraient le piédestal de la statue ne furent placés qu'en 1765, plus de vingt ans après l'inauguration du monument. Le duc de Richelieu était alors gouverneur de la province de Guyenne.

SALON DE 1746.

Par M. Lemoyne fils, professeur.

47. Un petit modèle de la Figure de saint Grégoire, qui doit s'exécuter en marbre, de 7 pieds 3 pouces de proportion; pour une des chapelles de l'hôtel royal des Invalides. Il est représenté tenant le livre d'Évangile et bénissant le peuple.

48. Un Portrait en terre cuite de M***.

49. Le Portrait d'une dame.

50. Celuy d'une jeune fille.

51. L'esquisse en terre d'un jeune chasseur qui représente Narcisse rencontrant de l'eau.

1747. Buste en bronze du prince Édouard (Charles-Édouard, dit le Prétendant).

SALON DE 1747.

Par M. Lemoyne fils, professeur.

52. Quelques têtes; sous le même numéro.

SALON DE 1748.

Par M. Lemoyne fils, professeur.

113. Mademoiselle de Bonnac.

114. M. de Fontenelle.

115. M. de Voltaire.

116. M. de La Tour.

SALON DE 1750.

Par M. Lemoyne fils, professeur.

52. Le Buste en terre cuite de M. le maréchal de Lowendal.

53. Deux Études de tête, sous le même numéro.

1750. Buste de Louis XV.

(Bronze.) Haut. 0^m,45.

Tête nue de face, cuirasse, écharpe, ordres de la Toison d'or et du Saint-Esprit.

Derrière le buste est gravé : *Lud. XV Rex,* et au-dessus de cette inscription : par Jean-Baptiste Lemoyne 1750 (à M. Leroux, à Paris) [1].

[1] Ce buste figurait à l'Exposition des portraits nationaux en 1878. Voir le catalogue

1751. Buste de René-Antoine Ferchault de Reaumur, physicien et naturaliste, par Jean-Baptiste LEMOYNE. (Haut. du buste 0ᵐ,45.)

Ce buste original est au cabinet d'histoire naturelle à Paris.

1753. Buste de Louis XV, exécuté en marbre à Choisy-le-Roy.

SALON DE 1753.

Par M. LEMOYNE fils, professeur.

41 Le Portrait de M. de la Valière le père, lieutenant général des armées du Roy.

42. Quelques Études sous le même numéro.

1754. Monument élevé à Rennes par les États de Bretagne au sujet de la convalescence du Roi.

La notice de l'Académie de Rouen sur Lemoyne mentionne une réduction en bronze de ce monument exécutée par J. C. Delarche, qui fut offerte à Louis XV.

1755. Petite statue en marbre portant la date de 1755. Elle représente une jeune fille marchant sur des fleurs et portant des roses dans sa robe. Cette statue nous semble pouvoir symboliser le Printemps. Elle figurait à l'exposition de l'Union Centrale de 1865. (Collection Richard Wallace, à Londres.)

1757. Buste de Louis XV, en marbre, exécuté à Choisy-le-Roy. (Offert à madame de Pompadour.)

SALON DE 1757.

Par M. LEMOYNE fils, professeur.

127. Le Portrait du Roi : buste en marbre.

128. Plusieurs Têtes, sous le même numéro.

1759. Bas-relief de l'Annonciation pour la chapelle de Saint-Louis du Louvre.

1761. Statue en marbre de saint Grégoire pour la chapelle des Invalides. (Disparue pendant la Révolution.)

de M. Henry Jouin, archiviste de la Commission de l'Inventaire des richesses d'art de la France, p. 71, n° 334.

SALON DE 1761.

Par M. Lemoyne, adjoint à recteur.

112. Madame la marquise de Pompadour : buste en marbre.

113. Le Portrait de M. Crébillon : buste en terre cuite.

115. Le Portrait d'une jeune fille.

116. Le Portrait de mademoiselle Clairon, sous l'idée de Melpomène invoquant Apollon : buste en marbre.

1761. Buste en marbre de Charles de Secondat, baron de la Brède et de Montesquieu (1689-1755, littérateur). Hauteur du buste : 0ᵐ,84. Tête nue, légèrement tournée vers l'épaule gauche; manteau drapé, laissant voir la chemise. Derrière le buste est gravé : par Jean-Baptiste Lemoyne 1761; sur la scotie du piédouche : *Baro. de Montesquieu Carol. de Secondat.* Ce buste appartient à la Bibliothèque de Bordeaux [1].

SALON DE 1763.

Par M. Lemoyne, adjoint à recteur.

161. Le Portrait du Roi : buste en marbre.

162. Le Portrait de madame la comtesse de Brionne : buste en terre cuite.

163. Le Portrait de M. de La Tour : buste en terre cuite.

1764. Statue en marbre de sainte Thérèse, pour la chapelle Sainte-Thérèse aux Invalides, ainsi qu'un des anges de plomb qui accompagnaient cette statue, disparue pendant la Révolution [2].

SALON DE 1765.

Par M. Lemoyne, adjoint à recteur.

187. Le Portrait de madame la comtesse de Brionne : buste en marbre.

188. Le Portrait de madame la marquise de Gléon.

---

[1] D'après une note de M. Walet, conservateur du Musée de Bordeaux, ce buste aurait été commandé à l'artiste par le prince de Beauveau, gouverneur de la Guyenne, et payé 6,000 livres. Ceci nous paraît être confirmé par la note du livret du Salon de 1767, où le buste avait été exposé sous le numéro 185. Ce buste fut envoyé à l'Exposition des portraits nationaux en 1878. Voir le nº 545 du catalogue de M. Henry Jouin, p. 116 et 117, Paris, 1879.

[2] Le *Mercure de France* du 4 octobre 1764 mentionne deux modèles de la statue de

189. Le Portrait de M. le comte de la Tour d'Auvergne.
190. Le Portrait de madame Baudouin, en médaillon.
191. Le Portrait de M. Robé.
192. Le Portrait de M. Garik.
193. Une Tête d'étude.
Tous ces bustes sont en terre cuite.

1767. Buste de madame Adélaïde, troisième fille de Louis XV (ordonné en 1767, estimé 3,300 livres) [1].

SALON DE 1767.

Par M. Lemoyne, adjoint à recteur.
184. Le Portrait de M. de Trudaine. Buste en marbre.
Monument de reconnaissance de la faculté de droit de Paris, qui doit être placé dans l'intérieur de ses nouvelles écoles.
185. Le portrait de M. de Montesquieu dont M. le prince de Beauveau fait présent à l'Académie de Bordeaux.
186. Le portrait de M. Gerbier, avocat au parlement.

1768. Mausolée du cardinal de Fleury, autrefois à Saint-Louis du Louvre.
Réduction de la statue en bronze pour la ville de Bordeaux. Cette réduction en bronze se trouve actuellement au Musée des antiques de Bordeaux.

SALON DE 1769.

Par M. Lemoyne, directeur et recteur.
204. Le Portrait de M. le chancelier de Maupeou le père : buste en marbre.
205. Le Portrait de madame la comtesse d'Egmont : buste en marbre.

SALON DE 1771.

Par M. Lemoyne, ancien directeur et recteur.
228. Madame la comtesse d'Egmont : buste en marbre.
229. Une Jeune Fille représentant la Crainte : modèle en terre cuite.
230. Quelques Têtes sous le même numéro.

---

sainte Thérèse qui furent offerts par l'artiste aux carmélites de la rue de Grenelle.
[1] *Nouvelles Archives de l'Art français*, p. 331, année 1872. Communiqué par M. Benjamin Fillon.

1772. Buste de madame la Dauphine (Marie-Antoinette). On trouve aux Archives nationales à propos de ce buste la mention suivante : 6 septembre 1774. La *Dauphine*. Buste marbre fait en 1772, destiné à l'Impératrice-Reine (Marie-Thérèse, reine de Hongrie et de Bohême). 3,000 livres[1].

Modèle en bronze de la statue de Louis XV qui devait être placée à Rouen sur la place Royale. Ce modèle est conservé actuellement au Louvre dans la galerie Sauvageot[2].

1773. Statue pédestre de Louis XV qui se trouvait autrefois à l'École militaire. « Le prince, nous dit d'Argenville, est entouré des attributs de la guerre et paraît prêt à décerner aux élèves de l'école les récompenses que leur valeur doit un jour leur mériter[3]. »

1775. Buste en marbre de Mademoiselle de Lorraine.

1775. Buste en marbre de Madame Victoire de France, fille de Louis XV, qui fut offert à cette époque à la duchesse de Sivrac.

1778. Catalogue des morceaux de sculptures provenant de l'atelier de Jean-Baptiste Lemoyne dont la vente eut lieu à Paris, le 10 août 1778.

EXTRAIT DU CATALOGUE

BRONZE, PLOMB, MARBRE, TERRE CUITE, PLATRE, ETC.

MARBRE.

107. Le Buste de J. J. Rousseau exécuté avec chaleur et précision. Hauteur : 20 pouces, y compris le piédouche.

108. Le Buste de mademoiselle Clairon. Hauteur : 22 pouces, y compris le piédouche.

109. Le Buste de Fontenelle. Hauteur : 19 pouces, avec son piédouche. Ces trois morceaux sont aussi précieux par la ressemblance des personnages célèbres qu'ils représentent que par le mérite supérieur de feu M. Lemoyne.

---

[1] Archives nationales, carton O, 2275.

[2] Ce modèle doit être celui que l'on rencontre dans l'*Inventaire des bijoux de la couronne fait par ordre de l'Assemblée nationale en 1791* (seconde partie, p. 222). Il se trouve du reste ainsi mentionné : « *Louis XV porté sur un pavois par quatre guerriers,* ouvrage de Lemoyne, haut de trois pieds, estimé 6,000 livres. »

Un dessin original à la mine de plomb rehaussé de bistre, représentant Louis XV en costume d'empereur romain, élevé sur un bouclier par trois guerriers debout, nous paraît être une variante du projet de J. B. Lemoyne que l'on voit au Louvre, et sur lequel le prince est revêtu d'une armure de son temps et porté par des guerriers un genou à terre. Ce dessin appartenait à M. Jules Maciet, qui a bien voulu, sur notre demande, en faire don à la Bibliothèque publique de Rouen.

[3] *Voyage pittoresque de Paris*, MDCCLXXVIII, p. 409.

BRONZE.

110. Le Médaillon du prétendant. Hauteur : 22 pouces; largeur : 15 pouces.

111. Un petit modèle de la Santé, figure placée dans le monument de Rennes exécuté par feu Lemoyne. Hauteur : 22 pouces.

PLOMB.

112. Une belle Figure terminée représentant l'*Étude* caractérisée par un jeune homme tenant un livre. Hauteur : 30 pouces.

113. Plusieurs Bustes de marbre ébauchés.

114. Des matières comme marbre blanc veiné, marbre blanc statuaire, bronze de fonte, plomb, cire, fer, etc.

TERRE CUITE.

115. Beaucoup d'esquisses et projets de morceaux exécutés et non exécutés par cet artiste.

116. Différents Bustes de grands hommes tels que J. J. Rousseau, Louis XIV, le maréchal de Saxe et autres, montés sur leurs socles; ils seront détaillés [1].

Dandré-Bardon dans son Éloge de Lemoyne [2] désigne également les bustes des personnages dont les noms suivent : « Les Maurice, les Lowendal, Montesquieu, Fontenelle, etc. »

Il cite en plus les bustes de la Reine, des Dames de France, du prince Édouard, du chancelier de Maupeou, du duc de la Vrillière, du marquis de Marigny, de la marquise de Pompadour, de la Clairon, Parrocel, Restout, Gabriel Massé, La Tour, etc., de Crébillon, Voltaire, J. J. Rousseau, Gerbier, Trudaine, etc. « La plupart de ces portraits, dit-il, sont à peine ébauchés; on va travailler à finir ceux qui sont destinés à l'être. »

Nous avons vu en parcourant les livrets des Salons qu'un certain nombre de ces bustes avait figuré dans les diverses expositions. Il ne peut donc être question ici pour ces bustes en marbre laissés à l'état d'ébauche, que de la reproduction des anciens, dont plusieurs étaient en terre cuite.

Dandré-Bardon signale également chez l'abbé Terray, contrôleur général

[1] Catalogue de la vente J. B. Lemoyne, dressé par J. B. Lebrun, peintre et marchand de tableaux, rue de Cléry, hôtel Libert, Paris, 1778, in-8, p. 27.

[2] P. 47, note 21.

des finances, deux petites figures d'*Apollon* et de *Minerve* du sculpteur Jean-Baptiste Lemoyne.

Deux groupes représentant l'*Histoire* et le *Temps*, l'*Étude* et le *Génie*, enfin quatre têtes d'Homère, de Cicéron, de Tite-Live et de Sénèque, ainsi qu'un petit bas-relief en bois représentant un trophée de fruits et de fleurs (traité d'un fini admirable, que l'abbé Terray conservait précieusement) [1].

Dans le catalogue de vente du cabinet du marquis de *Ménars* (MDCCLXXXI) figure sous le n° 234 « la statue pédestre de Louis XV portée sur un bouclier par trois soldats. Le tout en bronze de deux pieds neuf pouces de haut, et posé sur un superbe piédestal en marbre noir et ornements en bronze doré, etc. »

Le catalogue de vente du cabinet de François Boucher (MDCCLXXI), p. 33, n° 151) mentionne « deux bustes, l'un en terre cuite, l'autre en plâtre, par M. Lemoine, » sans autre désignation. Il est supposable cependant que ces deux bustes devaient être de Jean-Baptiste Lemoyne, qui était l'ami du peintre des *Grâces*.

Le nécrologe des hommes célèbres de France (par une société de gens de lettres) nous fournit le renseignement suivant : « Lemoyne ne s'est pas moins fait d'honneur par un groupe de *Vertumne et Pomone* qui existe dans une maison particulière de la capitale [2]. »

EXPOSITION DU SALON DE LA CORRESPONDANCE EN 1779.

Un Buste d'Augustin Pajou, sculpteur, par Jean-Baptiste Lemoyne, figurait à cette exposition.

D'Argenville signale à l'Académie de Paris deux bustes en terre cuite de *Parrocel* et de *Massé* [3].

Le premier de ces bustes, nous dit Dandré-Bardon, était d'un mérite rare.

D'Argenville cite également à Paris les Bustes en marbre de la *Peyronie* et de M. de la *Martinière*, sculptés par Lemoyne, qui décoraient les écoles de chirurgie (quartier Saint-André-des-Arts). Puis à l'Académie des sciences de Paris, un Buste de *Fontenelle* [4].

Nous voyons dans la notice sur Lemoyne par Haillet de Couronne que Lemoyne offrit à l'Académie de Rouen en 1759 le buste de *Fontenelle* et celui de *Louis XV*. Il avait en outre promis le buste de Jouvenet. Pendant

[1] Même notice, p. 24, et p. 46, note 19.

[2] Tome XIV, p. 140 et 141, Paris, 1779.

[3] *Vie des sculpteurs*, p. 367.

[4] *Voyage pittoresque de Paris*, MDCCLXXVIII, p. 308, ouvrage de D'ARGENVILLE, publié par son fils.

son séjour à Rouen, Lemoyne avait fait le Portrait du chirurgien Le Cat et celui de madame Mazeline (rue de la Vicomté, en face de la maison de M. Jore, avocat).

ALEXANDRE LENOIR.

Musée des monuments français. — Janvier 1806.

Nº 343. Mausolée de Mignard.

Lenoir indique que le buste du peintre est de Desjardins ; il avait été sculpté d'après nature. Ce fut madame de Feuquières qui le fit entrer dans la composition du monument de son père.

Nº 344. Statue en marbre blanc et en pied de Louis XV (vêtu à la romaine). Lenoir ajoute que cette statue avait été projetée pour le château de Choisy-le-Roy. Il y a tout lieu de croire que c'est elle qui orne aujourd'hui l'escalier de l'hôtel de ville de Rouen (voir pages 14 et 15 de notre notice).

Nº 362. Buste en marbre de madame Dubarry, par Jean-Baptiste Lemoyne.

Musée des monuments français (à partir de 1810). Par Jean-Baptiste LEMOYNE : nº 358. Buste de Jacques-Bénigne Wincelow, donné par la famille.

JOURNAL DE LENOIR.

Par Jean-Baptiste LEMOYNE : Buste en terre cuite du baron d'Orcéan Jean-François de Fontette, nº 189 du catalogue (rendu à la famille).

Par Jean-Baptiste LEMOYNE : Buste de Julien Leroy [1] modelé en plâtre. (Manuscrit de Lenoir.)

GALERIE DE PEINTURE DE BERLIN.

Apollon, statue en marbre, grandeur nature, par Jean-Baptiste LEMOYNE. (Citée par Dandré-Bardon, d'Argenville, Haillet de Couronne, etc., et par L. Dussieux, *les Artistes français à l'étranger.* Paris, 1876.)

MUSÉES ET COLLECTIONS PARTICULIÈRES.

Musée de Dijon, Mausolée de Crébillon, Groupe en marbre (Melpomène déplorant la mort du poëte), figure debout. (Mausolée terminé par Dhuez.)

[1] Julien Le Roy était un mécanicien célèbre. Il naquit à Tours en 1686, et mourut à Paris en 1759. Horloger de Louis XV, il avait son logement au Louvre.

Buste de Charles de Brosses, premier président au Parlement de Dijon. Ce buste passe pour avoir été exécuté par Debay, d'après l'original de Jean-Baptiste Lemoyne; il fut donné au musée de Dijon par les héritiers de Charles de Brosses.

COMÉDIE FRANÇAISE DE PARIS.

Buste de Crébillon (marbre). Sur le côté gauche du socle ou lit : Par Jean-Baptiste Dhuez en 1778 d'après le modèle de Jean-Baptiste Lemoyne fait en 1760.

Le buste original de Crébillon par Jean-Baptiste Lemoyne fut gravé par de Saint Aubin, et la gravure exposée au Salon de 1771 sous le n° 318.

La terre cuite de ce buste figura au Salon de 1761, sous le n° 113.

MUSÉE HISTORIQUE DE VERSAILLES.

N° 1908. La Vrillière (Louis Phelipeaux, duc de), ministre secrétaire d'État. Buste en marbre par Jean-Baptiste LEMOYNE. Hauteur du buste : 0m,65 [1].

N° 1835. Plâtre du buste de Réaumur appartenant au Cabinet d'histoire naturelle de Paris [2].

N° 803. Plâtre du buste de Crébillon exposé dans le foyer de la Comédie française.

Hôtel de ville de Rouen, statue pédestre de Louis XV en marbre par Jean-Baptiste LEMOYNE.

MUSÉE DE TOULOUSE.

Buste en terre cuite de madame de la Popelinière par Jean-Baptiste LEMOYNE (œuvre d'une finesse remarquable, figura à l'exposition de l'Union centrale de 1865). A la même exposition on voyait également de Jean-Baptiste LEMOYNE un buste de femme en terre cuite que le catalogue désignait comme étant celui de Marie-Josèphe de Saxe, mère de Louis XVI. Ce buste appartenait au peintre Jadin [3].

---

[1] *Notice du Musée historique de Versailles*, par Eud. SOULIÉ, Paris, 1860, p. 70.
[2] *Ibid.*, p. 54.
[3] Voir le compte rendu de cette exposition par M. Paul MANTZ, *Gazette des Beaux-Arts*, t. XIX, p. 461 et 462, et *Nouveaux Lundis* de SAINTE-BEUVE, t. XI, p. 89.

DOCUMENTS DIVERS.

Nouvelles Archives de l'Art français [1]. Une Statue du Roy en pied ordonnée en 1737, estimée 10,000 livres (note communiquée par M. Benjamin Fillon).

Dans l'introduction du *Livre-Journal de Lazare Duvaux* publié par M. L. Courajod, notre savant collègue mentionne deux bustes de Louis XV en marbre exécutés par Jean-Baptiste Lemoyne en 1747 et payés 5,600 livres, ainsi qu'un médaillon de ce prince fait en 1752 et destiné à la ville d'Amiens, pour lequel l'artiste reçut 600 livres.

ARCHIVES NATIONALES [2].

Divers comptes indiquant des commandes de bustes et statues de Louis XV, faites à Jean-Baptiste Lemoyne.

30 juin 1737, à-compte d'une figure en pied représentant le Roi, marbre. . . . . 800 livres.

18 décembre, etc., etc. . . . . 1,200 —

4 mars 1744, à-compte d'une statue de marbre représentant le Roi. . . . . 2,000 —

3 juin 1744, à-compte d'une statue portrait et d'un buste marbre pour service du Roi. . . . . 500 —

30 septembre. 500 —

9 décembre. . . . . 500 —

15 septembre 1745, à-compte d'une statue marbre portrait du Roi et d'un buste. . . . . 500 —

5 janvier 1746. . . . . 500 —

26 mars 1747, pour un buste portrait du Roi, marbre; service du Roi en 1745. . . . . 800 —

17 juillet 1748, à-compte de la statue en pied et du buste du Roi, pour service du Roi. . . . . 1,000 —

15 mars 1752, à-compte de. . . . . 2,800 —

Pour buste marbre représentant le Roi qu'il a fait pour le service de Sa Majesté en 1750. . . . . 1,800 —

20 juin 1752, médaillon en marbre représentant le Roi, service de Sa Majesté en 1751. . . . . 600 —

[1] Année 1872, p. 331.

[2] Comptes des Bâtiments de l'État, cartons O. 2237, O. 2243, O. 2244, O. 2245, O. 2246, O. 2247, O. 2250, O. 2251, O. 2256, O. 2262, O. 2263, O. 2265, O. 2275.

10 décembre 1760, compte de. . . . . 5,600 livres.

Pour deux bustes marbre représentant le Roi, service de
Sa Majesté en 1747. . . . . 600 —

20 février 1763, à-compte d'un buste marbre représentant le Roi, que Sa Majesté a accordé à la Faculté de médecine de Montpellier. . . . . 1,000 —

6 novembre 1764, complément de. . . . . 2,800 —

Pour buste marbre représentant le Roi, pour Faculté de
médecine de Montpellier en 1763. . . . . 300 —

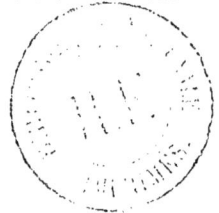

PARIS. TYPOGRAPHIE DE E. PLON ET Cⁱᵉ, RUE GARANCIÈRE, 8.

www.ingramcontent.com/pod-product-compliance
Lightning Source LLC
Chambersburg PA
CBHW060507210326
41520CB00015B/4132